Notice succinte, par le Capitaine de Maistre

HOPITAL VÉTÉRINAIRE DE VENDOME

NOTICE
SUCCINCTE

PAR LE CAPITAINE DE MAISTRE
COMMANDANT L'HOPITAL VÉTÉRINAIRE DE VENDOME

Sur la nécessité de l'application

DU TRAITEMENT DE LA GALE

A tous les Chevaux revenant du front

Description et fonctionnement de l'appareil de sulfuration construit et employé par l'Hôpital depuis décembre 1917

Description et prix de revient des chambres exécutées à Vendôme

Observations concernant certaines particularités de l'appareil et précautions de traitement

VENDOME
IMPRIMERIE LAUNAY ET FILS, PLACE SAINT-MARTIN
1918

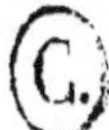

RAPPORT

DU CAPITAINE DE MAISTRE

Commandant de l'Hôpital Vétérinaire de Vendôme 249

en date du 11 Janvier 1918

Adressé à M. le Ministre de la Guerre (Direction de la Cavalerie

Sur la nécessité de traiter tous les Chevaux revenant à l'arrière comme galeux et sur l'intérêt du procédé par les chambres de sulfuration

---

Il résulte des constatations de l'expérience, sur les causes desquelles l'H. V. n'a pas à formuler de précisions, mais seulement des présomptions que *tous les chevaux* revenant à l'arrière, *pour quelque raison que ce soit,* doivent être traités comme *galeux.*

Soit du fait de leur promiscuité pendant le voyage, soit que les wagons dans lesquels ils viennent aient été trop sommairement désinfectés, soit qu'enfin ils aient (sans qu'on s'en puisse bien rendre compte du moment de leur classement à l'arrivée) le germe de la maladie, le fait est là et prouve que les animaux traités exclusivement pour blessures bien caractérisées, présentent au bout d'une durée plus ou moins longue de traitement des symptômes bien nets de gale.

Or, les précautions prises pour la désinfection journalière, rigoureuse et complète des locaux non seulement reconnus contaminés, mais même soupçonnés douteux à l'H. V. de Vendôme, par une équipe spécialisée de ce genre d'opérations, ne permettent pas d'émettre l'hypothèse d'une contamination possible de ses locaux.

Il m'a paru nécessaire, d'accord avec le Service Vétérinaire de mon établissement et afin d'avoir la certitude morale que les animaux renvoyés aux armées soient parfaitement guéris et sains, de n'en laisser sortir *aucun* sans être traité.

Considérant que le traitement par *huilage* venant à *la suite* d'un traitement particulier est une source de dépenses pour l'Etat, en raison :

1° Des rations supplémentaires qu'il occasionne pendant la durée de ce nouveau traitement souvent long.

2° Du prix de traitement.

3° De la diminution de la valeur marchande de l'animal (cette méthode faisant baisser considérablement d'état le malade).

4° Du temps matériel exigé pour l'application de l'huile avec la main-d'œuvre de plus en plus réduite des hôpitaux vétérinaires.

Le 13 septembre 1917, je vous ai signalé l'intérêt tout particulier d'un essai du traitement nouvellement préconisé par les chambres de sulfuration et vous demandais l'autorisation de les faire construire.

Cette autorisation reçue le 27 du même mois sous 8005 2/2, j'ai l'honneur de vous rendre compte aujourd'hui qu'il n'y a point eu de tâtonnements pour l'édification de ces chambres.

Effectuée par mes propres moyens, cette construction a du premier coup donné les résultats espérés ; il ne semble pas d'ailleurs que l'usage puisse jamais amener autre chose que de légers perfectionnements de détails dans son agencement général.

L'H. V. de Vendôme est dès maintenant dans la période de réalisation pratique du traitement par le procédé nouveau, il a même établi un appareil de sulfuration spécial différent de celui du commerce, dont le rendement est nettement supérieur et la consommation moindre....

Description et fonctionnement de l'Appareil de sulfuration DE VENDOME

L'appareil " *Ertsiam* " modifié, dont le plan est joint, ne constitue pas une innovation. C'est un sulfurogène dérivé d'un 1er type de même marque, construit à l'H. V de Vendôme en décembre 1917 et dont l'emploi y a donné du premier coup des résultats probants qui n'ont fait que s'affirmer depuis lors.

Son but est de produire par la combustion du soufre. les vapeurs nécessaires au traitement de la gale des chevaux et d'envoyer ces gaz rapidement et les plus chauds possibles dans les cellules où sont les animaux à traiter.

Etudié dans l'H. V. même, fabriqué par les maréchaux de l'unité, son principe reste identique à l'ancien, mais sa conception est plus simple et son adaptation plus conforme au nouveau type de chambres à sulfuration auxquelles il est destiné.

Tel quel, l'appareil peut être employé pour une cabane comprenant de 14 à 20 cellules ; si la série de celles-ci était plus considérable, elle nécessiterait un simple rechargement en cours de fonctionnement (une minute environ) à plus forte raison si la série était inférieure, l'appareil serait-il utilisable.

A. — Description

Ce sulfurogène facilement transportable, résistant, relativement léger et absolument étanche, se divise en quatre parties distinctes : 1° la cuve proprement dite ; 2° le foyer réservoir ; 3° la soufflerie ; 4° les pieds supports.

1° *La cuve proprement dite*, dont les dimensions sont cotées à l'épure jointe est faite en tôle de 1 ‰ 1/2 à 2 ‰ d'épaisseur. Elle est rectangulaire et porte sur l'un de ses côtés (entrée d'air) un renflement destiné à servir de logement au tuyau de soufflerie. — Ce renflement, jointoyé à l'entrée du tube par de l'amiante, doit être suffisant pour que la conduite y tienne *sans déborder* dans la parroi interne de la cuve. Il longe à sa partie supérieure un des grands côtés de l'appareil juste au-dessous du rebord de l'encastrement du couvercle.

La cuve (soudée à l'autogène, ou rivée à volonté) doit être absolument étanche, la partie haute est constituée par une double cornière de 3 % de profondeur déportée en porte à faux à l'extérieur et faisant bain de sable. — C'est dans ce logement que viendra s'encastrer le couvercle.

Ce dernier en tôle de 2 % d'épaisseur minima, doit avoir ses bords repliés et ceux-ci pénètrent à force dans la large rainure de la gouttière en laissant autant que possible un espace égal entre chacun des bords entre lesquels il est encastré. Une poignée rivée en son centre et au-dessus en facilite le maniement.

Un seul orifice à cette cuve : il est constitué par une amorce de tube rivée au centre dans la partie haute du petit côté de la cuve opposé au ventilateur. — Ce tube doit avoir 9 % de diamètre et présenter une pente très prononcée vers le haut.

Il est indispensable, que vu d'en haut et ouvert, le sulfurogène n'accuse aucune aspérité intérieure, aucun rebord pouvant nuire à la mise en place et à l'extraction du foyer réservoir.

2° *Le foyer réservoir* ou cuvette est d'une forme particulière. Il est constitué par un cylindre de tôle de 2 % d'épaisseur sectionné au tiers environ dans le sens longitudinal, ce tiers supprimé représentant son ouverture. Les bords les plus longs sont très légèrement refermés vers l'intérieur. Judicieusement aplati sur une face, ou reposant sur le pied rivé à volonté, ce foyer de dimensions extérieures un peu inférieures à celui de la cuve, repose sur le fond de celle-ci de façon à ce que l'un de ses bords soit considérablement *plus élevé que l'autre*, le bord le plus bas longera le tube d'adduction d'air.

Les faces de côté (base et sommet du cylindre) portent chacune une poignée rivée, ces dernières sont destinées à l'enlèvement et à la mise en place de la cuve, qui pourra, face à l'orifice de sortie des gaz, porter quelques trous de 1 m/m destinés à faciliter leur évacuation ce qui empêchera en outre toute erreur dans sa mise en place.

Au fond de ce cylindre est placée une grille de 3 m/m d'épaisseur, elle repose sur 4 cornières rivées qui la soutiennent à environ 10 c/m de la partie la plus basse ; c'est une simple plaque de tôle ajourée. — Elle est destinée à supporter la charge de soufre. — Sur chacun des grands côtés de ce rectangle en son milieu, une échancrure sera ménagée, elle facilitera l'enlèvement de la grille.

3° *La soufflerie* est constituée par un ventilateur de forge à turbine, qui ne doit prendre l'air que d'un seul côté (aspiration). De ce côté et sur la coquille du ventilateur sera rivée une buse de dimension convenable qui servira d'amorce au tuyau d'aspiration. Cette buse aura comme le tube de sortie des gaz de la cuve, une pente prononcée vers le haut.

Le ventilateur à turbine est disposé d'une façon telle que dans la position la plus rapprochée de la cuve, un espace de 30 c/m puisse être compté entre la manivelle et les parois de cette cuve.

Au ventilateur (côté départ) est boulonné un tube de forte épaisseur qui d'un seul morceau doit aller jusqu'à l'extrémité du sulfurogène à l'intérieur duquel il pénètre par un renflement jointoyé ad-hoc.

Intérieurement à l'appareil, ce tube porte longitudinalement un trait de scie horizontal de quelques millimètres, calculé de façon à ce que cette fente ne laisse échapper sous pression que les 7/10 de la contenance du tube.

Bouché à son extrémité ce tuyau d'adducteur porte du côté de son attache une collerette qui se trouve assemblée au ventilateur par simple serrage dans une bride. — La direction du courant d'air comprimé sera donnée lors des essais par la rotation de la pièce en desserrant la bride, et la position exacte une fois déterminée, on serrera cette dernière d'une façon définitive.

4° *Six pieds supports*, dont 4 rivés à l'appareil proprement dit rassembleront ventilateur et cuve. Ils sont constitués par du fer en U de 3 ou 4 c/m et portent 3 crochets (dont un intérieur) du côté du ventilateur, 2 crochets extérieurs du côté opposé. Ces crochets sont destinés, placés en ligne droite au passage de rondins de bois pour le transport de l'appareil par 2 hommes.— Le dessin donne la forme et la côte de ces supports qui n'offrent par ailleurs rien de particulier.

B. — Fonctionnement

Le foyer en place, au fond de la cuve, sans grille, une poignée de foin ou de paille y est jetée. On arrose le tout de quelque peu de pétrole et l'on place la grille ensuite. — Suivant la contenance des chambres 7,8, et jusqu'à 12 kilogrammes de soufre en fleur (ou en canon concassé) sont mis sur cette grille. — On allume la paille et on attend quelques minutes avant de refermer l'appareil.

Quand le soufre est bien enflammé, on actionne doucement le ventilateur, l'air doit frapper en s'échappant de la fente, au tiers de la partie haute de la paroi opposé du cylindre, sa pression forme tourbillon, passe sous la grille et brasse entièrement le combustible en l'entourant. — C'est le moment de vérifier par la direction des flammes la position exacte du tube qui, une fois déterminée, sera arrêtée définitivement.

Alors la cuve sera fermée en entrant le couvercle dans son bain de sable et instantanément les gaz produits sont portés par pression dans les chambres grâce aux tuyaux aménagés à cet effet. — Suivant les dimensions des chambres, elles seront saturées entre 17 et 35 minutes.

Si pour une raison quelconque, au bout de quelques minutes, des doutes sur le fonctionnement de l'appareil naissaient, il n'y aurait qu'à se rendre compte du degré de la combustion en ôtant le couvercle. — Le ventilateur peut être continué à être actionné sans inconvénient, il y a même avantage à le faire, la vitesse de rotation de la manivelle pouvant être déterminée pour le meilleur rendement, elle est variable étant fonction (1) du débit de la turbine (2) de la section du tube et de son ouverture.

(Règle générale, on est tenté de faire la fente trop large, il importe que l'air se répartisse *tout le long* du trou et que par conséquent sa section ne dépasse pas les 7/10 de l'adduction).

L'aspiration se fait par un tube en T ouvrant à l'intérieur des cellules d'un bout à l'autre et puisant l'air aux extrémités les plus lointaines de la cabane dans leur partie la plus élevée.

L'envoi des gaz se fait également par un tuyau en tôle résistante en T qui le déverse dans chacun des groupes des cellules et dans celles des plus rapprochées de l'appareil. L'orifice doit être un peu au-dessus de la croupe des chevaux, contre le mur auquel est adossé la construction, à un niveau inférieur de l'aspiration.

Il est bon de protéger le 1er animal de la chaleur intense produite par la combustion. Pour le faire, une plaque de carton d'amiante sera placée comme écran, verticalement et à la sortie du tube, entre celui-ci et l'animal.

Les bougies témoins seront à hauteur des chevaux, en face d'une fenêtre, à côté d'un thermomètre et aux extrémités (côté aspiration) il est nécessaire qu'elles soient dans la position la plus défavorable à la saturation.

Description et prix de revient de la contruction des chambres de Sulfuration de Vendôme

Préparation du sol. — Béton de ciment de 0m30 d'épaisseur, enduit de ciment de 0m03, sur une surface de 2m30 de largeur et 10m20 de longueur. La pente de 0m03 par mètre est donnée seulement dans le sens de la largeur, c'est à dire des portes vers le mur du manège. Dans le sens de la longueur, le sol est horizontal. Une rigolle collecte les liquides en arrière des chevaux.

Lors de la construction du ciment on ménage des trous pour faire les scellements des plates-bandes en fer qui consolident les montants de chaque porte. (plan N° 2. A.).

Edification des cellules. — Les plans ci-joint, exécutés à l'échelle, donnent les dimensions exactes des différentes parties de chambres.

Les matériaux se composent de peuplier, autant que possible sec. Les poteaux ont $0^{m}10$ sur $0^{m}10$. Les chevrons pour la couverture $0^{m}05$ sur $0^{m}05$. Les portes des cellules sont faites en chêne et ajustées avec des rainures comme des lames de parquet.

La partie portée en pointillés sur le plan N° 2 indique l'endroit où on cloue les triangles de bois qui tiennent la collerette.

Les portes ont comme battement des petits bois de $0^{m}025$ sur $0^{m}025$ tout simplement cloués sur les poteaux. La coupe *a. b.* montrent la façon de clouer le drap huilé pour assurer l'étanchéïté parfaite des chambres.

Le derrière des chambres comporte le même nombre de poteaux de $0^{m}10$ sur $0^{m}10$ que le devant (tous les $0^{m}80$).

Les chevrons sont placés à raison de 1 par poteau (tous les $0^{m}80$). Ils ont une longueur de $3^{m}35$.

Les chambres ayant chacune $0^{m}80$ occupent donc une longueur de 8 mètres (plan n° I- A B C D). La partie C D E F qui a 2^{m} sur 2^{m}, est simplement couverte et destinée à recevoir le sulfurogène.

Les chevrons sont maintenus dans le mur à l'aide d'une plate-bande en fer, scellée dans le mur du manège (Plan 3 et 4-A). Ils sont reliés aux poteaux de devant et de derrière par des équerres en fer.

Les planches du toit sont assemblées comme le montre le détail du plan n° 2. On a coulé du goudron de gaz dans l'interstice C D, La couverture est en carton bitumé collé au goudron ; une première couche à joints vifs et une deuxième couche à recouvrement, le tout maintenu par des baguettes qui correspondent aux chevrons. L'écoulement des eaux pluviales est assuré par un chêneau à 2 pentes qui déverse l'eau aux deux extrémités des cellules. Cette eau tombe dans la rigole en ciment et contribue à son nettoyage : les orifices de ces rigoles sont bouchables au moment de la sulfuration.

Les côtés des chambres sont en briques creuses de 0m05 d'épaisseur (Plan 3 et 4).

Un des côtés (plan n° 3) comporte une fenêtre F. servant à la surveillance de la sulfuration (bougie et thermomètre). Il y a aussi une porte de ventilation P. calfeutrée comme les portes antérieures.

L'autre côté (plan n° 4) comporte une ouverture pour le tuyau d'aspiration A S ; une pour le refoulement B. Une porte D opposée en diagonale à la porte P.

Des tringles en fer à glissières placées à chaque bout des cellules maintiennent les chevaux en place (T et T-I). (Cette précaution est indispensable).

Un solin en béton de ciment S et S-I (Plan 3 et 4) compense la différence de niveau entre le sol et la partie supérieure de la semelle.

Un filet de 1 mètre de large sur 8 mètres de long et suspendu devant les chevaux il sert à leur donner du foin pendant la durée de la sulfuration.

Aménagement intérieur. — Les deux côtés en briques creuses sont protégés contre les poussées des chevaux par des planches clouées sur les poteaux.

Les chevaux sont séparés par des planches de 0m05 d'épaisseur, de 0m20 de large au nombre de 3 formant bat-flanc fixe. Elles tiennent aux poteaux devant et derrière par des rainures faites avec des tringles de buis de 0m025 sur 0m025.

Ces séparations sont donc démontables. Elles sont à 0m70 du sol et montent par conséquent à 1m30. Elles sont percées de trous donnant passage aux tringles en fer.

L'aspiration se fait par un tuyau en bois qui va prendre l'air dans la dernière cellule, la plus éloignée du sulfurogène (tuyau de 0^{m}10 sur 0^{m}10). On peut fermer ce tube d'aspiration au moyen d'un dispositif très simple indiqué au plan n° 2.

Décembre 1917.

DÉTAIL ET PRIX DES MATÉRIAUX

SOL

Cailloux pour béton de 0^{m}15, 4 mètres cubes à 5.50...........................	22 »
Ciment : 13 sacs à 12 francs l'un...........	156 20
Plâtre : 1 sac à 3.50	3 50
Chaux : 1 sac 1/2 à 3.75..................	5 60
Briques creuses de 0^{m}05 d'épaisseur. Surface 7^{m}50...........................	25 »

BOIS BLANC

Sablières de 0^{m}10×0^{m}20 = 20^{m}40 Semelles de 0^{m}08×0^{m}11 = 24^{m}44 12 poteaux de 0^{m}10×0^{m}10 de 1^{m}72 de long. 12 poteaux de 0^{m}10×0^{m}10 de 2^{m}05 de long. 12 chevrons de 0^{m}10×0^{m}10 de 3^{m}47 de long. Poteaux de 0^{m}10 sur 0^{m}10 : 8 m. en bouts de 2 mètres. Planches pour une surface de 3^{m}45×10^{m}20 et 0^{m}018 d'épaisseur. 27 madriers de 2^{m}05×0^{m}20 et 0^{m}05 d'épaisseur.	2 ^{mc} 562 à 140 fr. le mètre cube...	358 68
75^{m} de tasseaux de 0^{m}025×0^{m}025. 25^{m} de baguettes de 0^{m}02×0^{m}02. 55^{m} de liteaux de 0^{m}05×0^{m}05. 32^{m} de planche de 0^{m}10×0^{m}018. (tuyau d'aspiration)	330 mèt. à 12 frs. les 100 mètres..	39 60
	A reporter...	610 58

Report......		610 58
Planches de 0^m35 d'épaisseur, 10^m30 de long en deux morceaux (chêneau). Planches de 0^m03 d'épaisseur et 0^m20 de large, 12 mètres de long pour garantie des briques.	$0^{mc}216$ à 140 frs. le mètre cube ...	30 24

CHÊNE

10 portes en chêne de 0^m018 d'épaisseur, de $1^m80 \times 0^m70$ (ces portes en lames de parquet).	$12^{mc}60$ à 13 frs. le mèt.car.	163 80
Il y aurait lieu d'ajouter pour fausses longueurs et transport, environ............		100 »

FER

22 plate-bandes en fer de $0^m005 \times 0^m03$ de 0^m30 de long, 7 kilogs 722 à 100 fr. les 100 kilog.	7 72
22 verrous en fer à 3 frs l'un..............	66 »
11 anneaux à 1.10 l'un......................	12 10
11 crochets pour le filet à 0.10.............	1 10
24 paumelles à équerre à 4 frs. l'une........	96 »
30 mètres de fer plat de $0^m03 \times 0.005$ pour faire les équerres des portes, 35 kgs à 100 fr. les 100 kilogs.........................	35 10
18 mètres de fer rond de 0^m025 de diamètre pour les tringles, 68 kgs 760 à 100 frs les 100 kgs................................	68 76
Vis pour verrous et leur œil : 144 à 4.50 le 100.	6 48
Boulons pour paumelles et équerres, boulons de 8 à 10 frs le 100 (400)................	40 »
Clous, environ 5 kgs, 200 frs les 100 kgs.....	10 »
Drap hors d'usage pour calfeutrage 7 kgs.	

FILET

de $8^m80 \times 1^m$ valant..........................	13 50
A reporter...	1261 38

Report	1261 38

CARTON BITUMÉ

2 couches pour une surface de 4m50×10m20 .	45 76

GOUDRON DE GAZ

30 kgs à 0.10 le kg	3 »

VERRE A VITRE

1 de 0m20×0m35	2 »
Total	1312 14

Cette estimation est celle des chambres construites à l'Hôpital Vétérinaire de Vendôme.

DIMENSIONS DE LA CHAMBRE SULFUROGÈNE

Hauteur de la barre de derrière à la distance du sol : 1m05.

Distance de la barre au mur : 0m22.

Barre devant à la même hauteur que derrière.

Les barres de devant se chevauchent dans le bas-flanc de la cellule du centre.

Hauteur des bas-flancs au dessus du sol, devant 0m73, derrière 0m75.

Trois planches de 0m20 constituent les bas-flancs.

Les chevaux sont attachés à deux anneaux fixés dans les montants à la hauteur des barres.

Pour fermer les portes hermétiquement, on a cloué un liteau autour des montants recouvert de drap.

Placer un auvent aux deux extrémités.

Les auvents iront jusqu'au toit dont ils auront la largeur, ils y sont portés par des charnières. Ils peuvent être relevés dans le prolongement de la toiture ou au contraire être rabattus verticalement pour empêcher suivant la direction du vent le retour des vapeurs au moment de la ventilation finale. Plan n° 1.

La barre de derrière est en deux pièces.

Les bat-flancs sont montés dans des glissières.

Les trois planches ont des glissières et sont maintenues en haut et en bas par un taquet.

N. B. — Une précaution de construction que l'expérience prouve indispensable serait que toutes les portes *absolument interchangeables* fussent ferrées d'une façon *identique* et que deux portes soient faites en plus du nombre de celles que comportent les cellules. Grâce à l'interchangeabilité absolue, en cas d'accident ou de fuites de gaz, le matériel abîmé pourrait instantanément être remplacé.

Observations concernant certaines particularités de l'Appareil et précautions de traitement

A. — Particularités de l'Appareil

1° Plus la saturation sera rapide, plus radical sera le traitement à séjour égal dans les cellules. Il y a donc lieu de hâter la production et l'envoi des gaz dans les chambres jusqu'au moment où la bougie témoin s'éteindra. A partir de ce moment, il suffira de maintenir la combustion pour entretenir la saturation. Le maniement plus ou moins accéléré du ventilateur produira l'effet voulu.

2° Pour que la fermeture soit hermétique il suffit que le sable dans lequel plonge les bords du couvercle soit fin, et que le couvercle y rentre à force. — Le sable de fonderie donne d'excellents résultats.

3° Il n'y a aucun inconvénient à ouvrir l'appareil en cours de marche, une fois le soufre fondu. Au début de l'opération il faut (l'appareil ouvert ou fermé) manier le ventilateur assez lentement pour éviter la projection (soit à l'extérieur de la cuve, soit à l'intérieur des chambres) de la fleur de soufre qui serait ainsi perdue.

Plusieurs modèles de collerettes ont été essayés, le moins cher est le meilleur, parce qu'il n'y en a pas qui résistent longtemps aux vapeurs. La toile doit être finement tressée et souple. Pour la rendre absolument étanche, elle est préalablement plongée dans un mélange d'huile et de pétrole en parties égales, sa conservation s'en trouve d'ailleurs notablement prolongée.

La forme de la collerette influe sur la sécurité de son mode d'attache. La partie supérieure doit être considérablement plus longue que l'inférieure, la place des oreilles et l'allongement de l'encolure vers le bas devant être prévus. — Les meilleures longueurs données par l'expérience sont bas : 0.80. Haut : 1.25.

Des attaches en bandes de caoutchouc ont été essayées, outre qu'elles ne se prêtent pas aux dimensions très différentes des têtes de chevaux, ce produit se vulcanise très vite et devient inutilisable parce qu'il perd toutes ses propriétés d'élasticité.

Les chevaux doivent être toujours munis de licols en corde ou en toile pour être traités ; l'épaisseur du cuir produisant des fuites nuisibles au rendement du traitement général et localement affectant les yeux.

B. — Précautions de traitement

1° La température de sulfuration influe sur l'efficacité du traitement. — Les chambres adossées de préférence à un mur et exposées au midi devront osciller entre 28 et 35° maximum.

En été, elles devront être abritées du soleil ou arrosées, en hiver chauffées.

2° Il est de toute nécessité que les chevaux n'entrent jamais mouillés dans les cellules (pluie ou brouillard épais) ou ne s'y mettent en sueur (température trop élevée). Les réactions chimiques produisent alors de l'acide sulfurique qui les brûle. — Par temps de pluie amener les chevaux entièrement couverts, s'il fait chaud surveiller le thermomètre.

3° Au moment où l'opération prend fin, veiller tout particulièrement par une ventilation rapide et accélérée à l'évacuation des gaz. Tenir compte pour cette ventilation de l'orientation du vent, s'en servir et rabattre verticalement au bout de la cabane (direction opposée à celle d'où vient le vent) l'écran attaché au toit. Vendôme a créé un système spécial de ventilation très simple et effectif. Il est transportable et s'adapte instantanément (grâce à des paumelles ad hoc) à l'entrée de telle porte que la direction du vent indique devoir utiliser pour cela.

Ne sortir les animaux qu'une fois les cabanes aérées et les emmener *immédiatement* pour éviter tout risque d'intoxication.

Enfin une des cellules de la cabane peut très avantageusement être réservée à la désinfection de tous les objets de pansage, de harnachement, couvertures, etc. Il est facile de l'aménager à cet effet. La désinfection est complète, rapide et simple, elle ne détériore pas autrement ces objets.

MAISTRE.

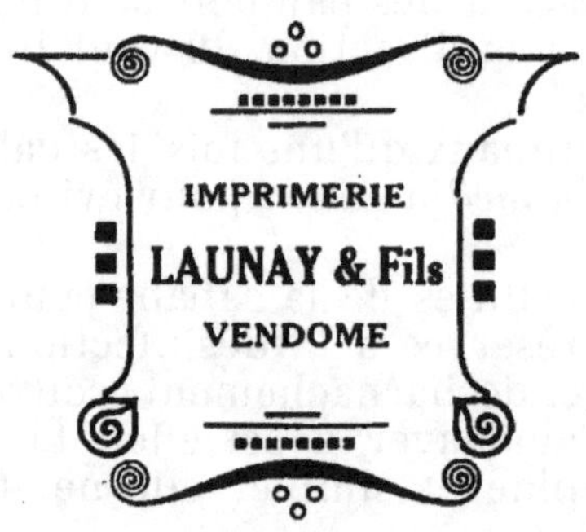
IMPRIMERIE
LAUNAY & Fils
VENDOME

www.ingramcontent.com/pod-product-compliance
Lightning Source LLC
LaVergne TN
LVHW052038160826
845678LV00003B/1412

* 9 7 8 2 3 2 9 6 3 7 1 9 8 *